OXYGÈNE INFINI

Naviguer dans la médecine hyperbare à l'ère moderne et adopter l'oxygénothérapie hyperbare dans sa totalité.

Dr Geneva Kayla

INTRODUCTION

Présentation de l'oxygénothérapie hyperbare (HBOT)

L'oxygénothérapie hyperbare (HBOT) est un traitement médical impliquant l'administration d'oxygène pur à une pression atmosphérique accrue dans une chambre scellée. Le principe fondamental est d'augmenter la quantité d'oxygène délivrée aux tissus du corps, favorisant ainsi divers effets thérapeutiques. L'OHB a gagné en importance dans diverses disciplines médicales, de la cicatrisation des plaies aux troubles neurologiques.

L'OHB exploite la réponse physiologique de base à des niveaux d'oxygène élevés, favorisant les mécanismes de guérison et facilitant la récupération dans des conditions où une oxygénation inadéquate des tissus est un facteur limitant. La polyvalence du traitement s'étend à diverses affections, telles que les plaies chroniques, l'intoxication au monoxyde de carbone, les accidents de décompression et même certains troubles neurologiques.

Contexte historique et développement

Les racines de la thérapie hyperbare remontent au milieu des années 1600, lorsque les premières expériences avec des environnements sous pression ont commencé. Cependant, ce n'est qu'au XXe siècle que les caissons hyperbares ont trouvé des applications pratiques en médecine. Pendant la Première et la Seconde Guerre mondiale, l'oxygène hyperbare était utilisé pour traiter les plongeurs souffrant d'accidents de décompression.

Au cours des décennies suivantes, la recherche s'est développée, découvrant de nouvelles possibilités thérapeutiques. Les années 1960 ont vu l'établissement de la médecine hyperbare comme domaine distinct, avec la formation d'organisations dédiées à son étude. La technologie a évolué, rendant l'OHB plus accessible et raffinée.

Objectif et portée du livre

Ce livre vise à fournir une compréhension complète de l'oxygénothérapie hyperbare, en approfondissant ses principes, ses applications et son évolution historique. Il cherche à combler le fossé entre les professionnels de la santé, les chercheurs et le grand public, en offrant un aperçu des divers domaines dans lesquels l'OHB joue un rôle central.

La portée englobe une exploration approfondie des mécanismes physiologiques qui sous-tendent l'OHB, appuyée par des études de cas réels et les tendances actuelles de la recherche. Les considérations de sécurité, les perspectives des patients et l'intégration de l'OHB dans des cadres de soins de santé plus larges seront également abordées.

Essentiellement, le livre aspire à être une ressource précieuse pour toute personne intriguée par le potentiel de l'oxygénothérapie hyperbare, des professionnels de la santé cherchant à approfondir leurs connaissances aux personnes explorant des interventions médicales alternatives et innovantes.

CHAPITRE UN

Comprendre l'oxygénothérapie hyperbare
Principes de base de l'OHB

L'oxygénothérapie hyperbare (HBOT) fonctionne sur les principes fondamentaux de l'augmentation de la pression atmosphérique et de l'amélioration de l'apport d'oxygène aux tissus. Lorsqu'un patient entre dans une chambre hyperbare, la pression augmente au-dessus des niveaux atmosphériques normaux. Ce changement de pression permet au corps d'absorber une concentration d'oxygène nettement plus élevée, entraînant une augmentation des niveaux d'oxygène dans le sang.

Le concept de base réside dans la loi de Boyle, qui stipule que la pression d'une quantité donnée de gaz est inversement proportionnelle à son volume. À mesure que la pression augmente, le volume occupé par le gaz diminue. Dans la chambre hyperbare, à mesure que la pression augmente, le patient respire de l'oxygène pur, permettant aux poumons d'absorber une plus grande quantité de molécules d'oxygène. Ce sang riche en oxygène circule ensuite dans tout le corps, favorisant la guérison et divers effets thérapeutiques.

Comment fonctionnent les chambres hyperbares

Les chambres hyperbares existent sous différentes conceptions, mais elles partagent toutes la caractéristique commune d'être des environnements scellés et pressurisés. Les chambres monoplaces peuvent accueillir une seule personne, tandis que les chambres multiplaces peuvent accueillir plusieurs personnes, permettant souvent au personnel médical d'accompagner les patients pendant le traitement.

La chambre est pressurisée à l'aide d'air comprimé ou d'oxygène à 100 %, selon le protocole spécifique. L'augmentation de la pression est progressive, permettant au corps de s'adapter. Une fois la pression souhaitée atteinte, les patients respirent le mélange d'air et d'oxygène prescrit. La durée du traitement varie, allant généralement de 30 minutes à plusieurs heures, selon la pathologie traitée.

Les systèmes de contrôle de la chambre permettent des ajustements précis de la pression et des niveaux d'oxygène. Les mesures de sécurité sont primordiales, des professionnels qualifiés surveillant les patients tout au long de la séance. Des procédures d'urgence sont en place pour assurer le bien-être des personnes présentes dans la salle.

La physiologie de l'oxygène et de la pression

Comprendre la physiologie de l'oxygène et de la pression est crucial pour apprécier comment l'OHB exerce ses effets thérapeutiques. L'augmentation de la pression dans la chambre hyperbare influence la solubilité de l'oxygène dans le plasma sanguin. À des pressions plus élevées, davantage d'oxygène se dissout dans le plasma, indépendamment de l'hémoglobine. Ce plasma riche en oxygène atteint les tissus dont la circulation sanguine est compromise, fournissant ainsi un mécanisme alternatif d'approvisionnement en oxygène.

De plus, des niveaux élevés d'oxygène induisent une vasoconstriction, diminuant la résistance au flux sanguin et améliorant l'apport d'oxygène aux tissus. La disponibilité accrue d'oxygène améliore le métabolisme cellulaire, soutenant divers processus cellulaires cruciaux pour la guérison et la régénération. De plus, l'OHB a des effets anti-inflammatoires, modulant les réponses immunitaires et favorisant la réparation des tissus.

La combinaison de niveaux d'oxygène accrus et de réponses physiologiques altérées sous pression contribue à l'efficacité de l'OHB dans le traitement de diverses affections, allant des plaies et infections chroniques aux troubles neurologiques et aux radiolésions.

En conclusion, comprendre les principes de base de l'OHB implique de comprendre l'interaction entre la pression, l'oxygène et les réponses physiologiques. Ces connaissances constituent la base permettant d'exploiter le potentiel thérapeutique de l'oxygénothérapie hyperbare dans un large spectre d'applications médicales.

CHAPITRE DEUX

Indications de l'oxygénothérapie hyperbare

L'oxygénothérapie hyperbare (OHB) est devenue une intervention médicale polyvalente avec un large éventail d'applications. Comprendre les indications de son utilisation est essentiel pour les professionnels de santé comme pour les patients.
Conditions médicales approuvées

L'OHB est approuvée pour le traitement de plusieurs conditions médicales bien établies, où ses bienfaits ont été largement étudiés et reconnus. Certaines des indications approuvées comprennent :

a. Plaies chroniques :

- L'OHB est particulièrement efficace pour favoriser la cicatrisation des plaies chroniques non cicatrisantes, telles que les ulcères du pied diabétique et les ulcères de stase veineuse. L'augmentation des niveaux d'oxygène améliore la fonction cellulaire et favorise la réparation des tissus.

b. Empoisonnement au monoxyde de carbone:

- En cas d'intoxication au monoxyde de carbone, où la capacité du sang à transporter l'oxygène est compromise, l'OHB aide à éliminer plus rapidement le monoxyde de carbone de l'organisme et à rétablir les niveaux d'oxygène.

c. Maladie de décompression :

- Les plongeurs souffrant du mal de décompression, également appelé « les virages », bénéficient de l'OHB. La thérapie aide à éliminer les bulles d'azote de la circulation sanguine et des tissus.

d. Ostéomyélite :

- Les infections osseuses chroniques, comme l'ostéomyélite, nécessitent souvent un traitement antibiotique prolongé. L'OHB complète les approches traditionnelles en améliorant l'efficacité des antibiotiques et en favorisant la cicatrisation des tissus.

e. Blessure due aux radiations :

- Les personnes souffrant de lésions tissulaires induites par les radiations, en particulier après un traitement contre le cancer, peuvent trouver un soulagement grâce à l'OHB. La thérapie favorise la guérison et réduit l'inflammation des tissus irradiés.

Applications émergentes

Au-delà des indications établies, les recherches en cours explorent les applications émergentes de l'OHB, élargissant ainsi son utilité potentielle dans divers domaines médicaux. Certains des domaines émergents comprennent :

a. Troubles neurologiques :

- Des études préliminaires suggèrent que l'OHB pourrait avoir des effets neuroprotecteurs et pourrait être bénéfique dans des conditions telles que les traumatismes crâniens, les accidents vasculaires cérébraux et les maladies neurodégénératives. La recherche dans ce domaine est activement en cours.

b. Conditions inflammatoires :

- Les affections caractérisées par une inflammation chronique, telles que les maladies inflammatoires de l'intestin, s'avèrent prometteuses en tant que candidats potentiels à l'OHB. Les effets anti-inflammatoires de la thérapie peuvent moduler les réponses immunitaires.

c. Troubles psychiatriques:

- Des études exploratoires étudient l'impact de l'OHB sur les troubles psychiatriques comme la dépression et le trouble de stress post-traumatique (SSPT). L'influence potentielle sur la fonction cérébrale et la neurochimie constitue un domaine d'intérêt.

d. Les blessures sportives:

- Les athlètes qui se remettent de blessures sportives, notamment de foulures musculaires et de blessures ligamentaires, explorent l'OHB comme thérapie complémentaire. L'apport amélioré d'oxygène peut aider à la réparation des tissus et réduire les temps de récupération.

Recherche et essais cliniques

La recherche et les essais cliniques en cours jouent un rôle essentiel dans l'élargissement de la compréhension de l'OHB et la découverte de nouvelles applications thérapeutiques. Les principaux aspects de la recherche et des essais cliniques comprennent :

a. Études d'efficacité :

- Des études rigoureuses sont menées pour évaluer l'efficacité de l'OHB dans des conditions médicales spécifiques. Ces études impliquent des essais contrôlés, des revues systématiques et des méta-analyses pour recueillir des preuves solides appuyant son utilisation.

b. Protocoles optimaux :

- Les chercheurs explorent les protocoles de traitement optimaux, notamment les niveaux de pression, la durée des séances et la fréquence. Le réglage fin de ces paramètres contribue à maximiser les bénéfices thérapeutiques tout en minimisant les risques.

c. Thérapies combinées :

- L'étude des effets synergiques de l'association de l'OHB avec d'autres traitements est un domaine d'intérêt croissant. Comprendre comment l'OHB interagit avec les interventions médicales existantes peut améliorer les résultats globaux pour les patients.

d. Sécurité et effets indésirables :

- Les recherches en cours se concentrent sur l'identification des effets indésirables potentiels et l'établissement de directives de sécurité. Cela garantit que l'OHB reste une option thérapeutique bien tolérée et sûre dans diverses populations de patients.

En conclusion, les indications de l'OHB vont au-delà de ses utilisations bien établies, les recherches en cours ouvrant de nouvelles voies pour son application. Le paysage évolutif des conditions médicales approuvées, des applications émergentes et des recherches en cours souligne la nature dynamique de l'oxygénothérapie hyperbare dans la médecine moderne.

CHAPITRE TROIS

L'expérience de la chambre hyperbare

L'expérience de la chambre hyperbare est une intervention médicale unique qui consiste à placer des individus dans un environnement sous pression pour recevoir une oxygénothérapie hyperbare (HBOT). Comprendre les différents aspects de cette expérience, de la préparation du patient à la dynamique à l'intérieur de la chambre en passant par les spécificités des séances de traitement, est crucial tant pour les professionnels de santé que pour les patients.

Préparation des patients

La préparation du patient est un élément essentiel pour garantir une expérience de chambre hyperbare sûre et efficace. Ce processus implique plusieurs éléments clés :

a. Évaluation médicale :

- Avant d'entrer dans le caisson hyperbare, les patients sont soumis à une évaluation médicale approfondie. Cela comprend un examen des antécédents médicaux, des médicaments actuels et de toute condition existante susceptible d'affecter la réponse à une pression accrue ou à des niveaux d'oxygène élevés.

b. Autorisation pour le traitement :

- Sur la base de l'évaluation médicale, les patients sont autorisés à subir une OHB s'ils le jugent approprié à leur état. Dans certains cas, des précautions supplémentaires ou des modifications du plan de traitement peuvent être nécessaires.

c. Informations et consentement :

- Les patients reçoivent des informations détaillées sur l'expérience de la chambre hyperbare, les avantages potentiels et les risques. Un consentement éclairé est obtenu, garantissant que les individus comprennent la procédure et sont à l'aise avec le traitement.

d. Instructions de prétraitement :

- Les patients reçoivent des instructions de pré-traitement, qui peuvent inclure des directives diététiques, des restrictions sur certains médicaments et des recommandations sur les vêtements appropriés à porter pendant les séances.
À l'intérieur de la chambre hyperbare

Une fois préparés, les patients entrent dans la chambre hyperbare, où la pression atmosphérique est progressivement augmentée. Plusieurs aspects clés définissent l'expérience à l'intérieur de la chambre :

a. Chambres monoplaces ou multiplaces :

- Les chambres Monoplace peuvent accueillir un seul patient, offrant une expérience plus privée. Les chambres multiplaces peuvent accueillir plusieurs personnes, y compris le personnel médical, et permettent souvent des soins plus interactifs.

b. Processus de pressurisation :

- Le processus de pressurisation est progressif pour permettre au corps des patients de s'adapter. Les patients peuvent ressentir une sensation similaire à celle d'une descente d'avion, souvent atténuée par une pression égalisée dans les oreilles.

c. Oxygène respiratoire :

- Une fois la pression souhaitée atteinte, les patients respirent un mélange prescrit d'air et d'oxygène pur. La concentration spécifique d'oxygène et les niveaux de pression sont déterminés en fonction de l'état médical traité.

d. Surveillance et assistance :

- Des professionnels de santé qualifiés surveillent les patients en permanence depuis l'extérieur de la chambre. Les systèmes de communication, tels que les interphones ou les flux vidéo, permettent une interaction et une assistance continues si nécessaire.
Séances de traitement et durée

La durée et la fréquence des séances d'oxygénothérapie hyperbare dépendent de l'état de santé et des objectifs du traitement. Les aspects clés des séances de traitement comprennent :

a. Durée de la séance :

- Les séances d'OHB durent généralement de 30 minutes à plusieurs heures. La durée est influencée par des facteurs tels que l'affection traitée, la pression utilisée et la réponse du patient.

b. Fréquence des séances :

- La fréquence des séances varie. Les affections aiguës peuvent nécessiter des séances quotidiennes, tandis que les affections chroniques peuvent nécessiter un programme de traitement plus long.

Le plan de traitement global est adapté aux besoins individuels.

c. Nombre de séances :

- Le nombre total de séances varie considérablement. Certaines affections peuvent répondre à un nombre limité de séances, tandis que d'autres, notamment les affections chroniques, peuvent nécessiter un traitement plus long.

d. Surveillance des réponses :

- Tout au long du traitement, les prestataires de soins surveillent les réponses des patients et ajustent le plan de traitement si nécessaire. Des évaluations régulières aident à évaluer les progrès et à déterminer la nécessité de séances continues.

En conclusion, l'expérience de la chambre hyperbare comprend une préparation minutieuse du patient, l'environnement unique à l'intérieur de la chambre et des séances de traitement sur mesure. Cette approche multidimensionnelle garantit que les individus bénéficient des avantages de l'oxygénothérapie hyperbare tout en maintenant un environnement de traitement sûr et favorable.

CHAPITRE QUATRE

Considérations de sécurité

Assurer la sécurité des personnes qui suivent une oxygénothérapie hyperbare (OHB) est primordiale. Des considérations globales en matière de sécurité englobent la compréhension des risques potentiels, l'identification des contre-indications et la mise en œuvre des meilleures pratiques pour minimiser les effets indésirables.
Risques et effets secondaires

Bien que l'OHB soit généralement considérée comme sûre, il est essentiel d'être conscient des risques potentiels et des effets secondaires associés au traitement. Les considérations courantes incluent :

a. barotraumatisme :

29

- Le barotraumatisme fait référence à des blessures liées à la pression et peut affecter les oreilles, les sinus et les poumons. L'égalisation de la pression pendant la descente de la chambre est cruciale pour minimiser le risque de barotraumatisme.

b. Toxicité de l'oxygène :

- Une exposition prolongée à des niveaux élevés d'oxygène peut entraîner une toxicité de l'oxygène. Ce risque est atténué en contrôlant soigneusement la concentration et la durée de l'exposition à l'oxygène pendant l'OHB.

c. Risque d'incendie:

- Les environnements riches en oxygène présentent un risque d'incendie. Des mesures de sécurité strictes, notamment des restrictions sur les matériaux inflammables, sont en place pour prévenir les incendies dans la chambre hyperbare.

d. Claustrophobie:

- Certaines personnes peuvent souffrir de claustrophobie à l'intérieur de la chambre. L'éducation des patients, les conseils préalables au traitement et la fourniture d'une compréhension claire du processus de traitement aident à répondre à cette préoccupation.

e. Saisies :

- Les personnes ayant des antécédents de convulsions peuvent présenter un risque accru pendant l'OHB. Un dépistage et une surveillance minutieux sont essentiels et les protocoles de traitement peuvent être ajustés en conséquence.

Contre-indications à l'OHB

Certaines conditions et circonstances médicales peuvent contre-indiquer l'utilisation de l'OHB. Comprendre les contre-indications est crucial pour garantir la sécurité des patients. Les contre-indications peuvent inclure :

a. Pneumothorax incontrôlé :

- Les personnes présentant un pneumothorax non contrôlé (air dans la cavité thoracique) peuvent présenter un risque d'aggravation de leur état pendant le traitement hyperbare.

b. Infections des voies respiratoires supérieures :

- Les infections actives des voies respiratoires supérieures peuvent augmenter le risque de barotraumatisme. Il est généralement conseillé aux patients de reporter le traitement jusqu'à ce que l'infection soit résolue.

c. Historique des saisies :

- Les patients ayant des antécédents de convulsions peuvent présenter un risque accru de convulsions pendant l'OHB, en particulier avec des traitements prolongés ou à forte dose.

d. Certains médicaments :

- Certains médicaments, notamment certains médicaments de chimiothérapie et certains antibiotiques, peuvent être contre-indiqués en raison d'interactions potentielles ou d'une susceptibilité accrue à la toxicité de l'oxygène.

e.   Certaines   conditions cardiovasculaires :

- Les personnes souffrant de certaines maladies cardiovasculaires, telles qu'une insuffisance cardiaque congestive non traitée ou un angor instable, peuvent avoir des contre-indications à l'OHB.
Meilleures pratiques pour assurer la sécurité

La mise en œuvre des meilleures pratiques est essentielle au maintien d'un environnement hyperbare sûr. Les principales considérations comprennent :

a. Personnel qualifié:

- L'OHB doit être administrée par des professionnels de santé formés et certifiés, notamment des spécialistes en médecine hyperbare et des opérateurs de chambre.

b. Dépistage approfondi des patients :

- Un dépistage rigoureux garantit que les patients sont des candidats appropriés à l'OHB. Cela comprend des antécédents médicaux complets, un examen physique et une évaluation des contre-indications potentielles.

c. Éducation du patient:

- Informer les patients sur le processus de traitement, les risques potentiels et les sensations attendues pendant la pressurisation aide à soulager l'anxiété et améliore la coopération.

d. Surveillance tout au long des sessions :

- La surveillance continue des patients pendant les séances d'OHB est cruciale. Cela comprend des vérifications régulières des signes vitaux et des systèmes de communication pour une évaluation continue et une réponse immédiate à tout problème.

e. Préparation aux urgences:

- Les installations hyperbares maintiennent des protocoles d'urgence robustes. Cela comprend un accès rapide au personnel médical, des procédures de décompression d'urgence et des plans d'évacuation en cas de dysfonctionnement de la chambre.

En conclusion, les considérations de sécurité dans l'OHB impliquent une approche globale englobant la sensibilisation aux risques, un dépistage approfondi des patients et la mise en œuvre des meilleures pratiques. Le respect des protocoles de sécurité garantit que les individus peuvent bénéficier de l'oxygénothérapie hyperbare avec un risque minimal d'effets indésirables.

CHAPITRE CINQ

Études de cas et histoires de réussite

L'exploration d'études de cas et d'histoires de réussite fournit des informations précieuses sur l'impact réel de l'oxygénothérapie hyperbare (OHB). Ces récits présentent les diverses applications de l'OHB dans différents domaines médicaux et soulignent son potentiel à produire des résultats positifs. Exemples concrets d'impact de l'OHB

a. Cicatrisation des plaies chroniques :

- Mme A, une patiente diabétique avec un ulcère du pied qui ne cicatrise pas, a subi une série de séances d'OHB. L'apport accru d'oxygène au site de la plaie a stimulé la réparation des tissus, conduisant à une fermeture significative de la plaie et évitant des complications potentielles telles que des infections ou des amputations.

b. Récupération d'une intoxication au monoxyde de carbone :

- Une famille exposée au monoxyde de carbone dans sa maison a reçu rapidement une OHB. La thérapie a rapidement éliminé le monoxyde de carbone de leur système, évitant ainsi les effets d'empoisonnement graves et assurant une guérison complète.

c. Maladie de décompression chez les plongeurs :

- Le plongeur B a souffert d'un accident de décompression après une plongée en eau profonde. L'OHB a facilité l'élimination des bulles d'azote de la circulation sanguine, atténuant ainsi les symptômes et prévenant les dommages neurologiques à long terme.

d. Atténuation des lésions radiologiques :

- Monsieur C, soumis à une radiothérapie pour un cancer, a subi des lésions tissulaires induites par les radiations. Les séances d'OHB ont réduit l'inflammation, favorisé la cicatrisation des tissus et amélioré sa qualité de vie globale pendant le traitement contre le cancer.

e. Récupération neurologique :

- Le patient D, qui a subi un traumatisme crânien, a participé à une étude de recherche explorant l'impact de l'OHB sur la récupération neurologique. Les résultats positifs comprenaient une amélioration de la fonction cognitive et une réparation neuronale améliorée.

Applications variées dans différents domaines médicaux

a. Orthopédie:

- L'athlète E, en convalescence après une blessure sportive, a subi une OHB dans le cadre d'un plan de rééducation complet. La thérapie a accéléré la cicatrisation des tissus, permettant un retour plus rapide aux activités sportives.

b. Dermatologie:

- Le patient F présentant un cas grave de fasciite nécrosante a reçu l'OHB en conjonction avec des interventions chirurgicales. L'approche combinée s'est avérée efficace, évitant d'autres lésions tissulaires et facilitant la cicatrisation des plaies.

c. Ophtalmologie:

- L'individu G atteint de neuropathie optique radio-induite a subi une perte de vision. L'OHB a été utilisée pour améliorer l'apport d'oxygène au nerf optique affecté, conduisant à une récupération visuelle partielle et à une meilleure santé oculaire globale.

d. Pédiatrie:

- L'enfant H atteint de paralysie cérébrale a participé à une étude explorant les effets de l'OHB sur la fonction motrice. La thérapie a contribué à améliorer la mobilité et le bien-être général.

e. Maladies infectieuses:

- Le patient I atteint d'une infection bactérienne sévère ne répondant pas aux traitements conventionnels a reçu une

OHB d'appoint. La thérapie a contribué à l'efficacité des antibiotiques, ce qui a permis de résoudre l'infection et de prévenir les complications systémiques.

Dans chacun de ces cas, l'application personnalisée de l'oxygénothérapie hyperbare a joué un rôle central dans l'obtention de résultats positifs. Ces exemples mettent en évidence la polyvalence de l'OHB dans diverses disciplines médicales, démontrant ainsi son potentiel à compléter et à améliorer les traitements conventionnels dans divers scénarios cliniques. Même si les réponses individuelles peuvent varier, les preuves cumulatives issues des études de cas et des réussites soulignent l'impact significatif de l'OHB sur les résultats et la qualité de vie des patients.

CHAPITRE VI

Tendances et innovations futures

L'exploration des tendances futures et des innovations potentielles en matière d'oxygénothérapie hyperbare (OHB) offre un aperçu du paysage évolutif de cette intervention médicale. À mesure que la technologie et la recherche progressent, de nouveaux progrès et domaines d'exploration façonnent l'avenir de l'OHB.
Progrès dans l'oxygénothérapie hyperbare

a. Médecine de précision et protocoles personnalisés :

- Les tendances futures de l'OHB pourraient impliquer l'adaptation des protocoles de traitement en fonction des caractéristiques individuelles des patients. Les progrès de la médecine de précision et de l'analyse prédictive pourraient permettre des approches plus personnalisées, optimisant ainsi les avantages thérapeutiques de l'OHB pour des conditions spécifiques.

b. Technologies de chambre améliorées :

- Les innovations dans la conception et la technologie des chambres hyperbares visent à améliorer le confort du patient et l'efficacité du traitement. Cela pourrait inclure le développement de chambres plus portables et plus conviviales, équipées de systèmes avancés de surveillance et de contrôle.

c. Oxygène hyperbare et nanomédecine :

- L'intégration de l'oxygène hyperbare avec la nanomédecine est un domaine d'intérêt croissant. Les nanoparticules peuvent être conçues pour améliorer l'apport d'oxygène à des tissus spécifiques, amplifiant potentiellement les effets thérapeutiques de l'OHB dans des applications ciblées.

d. Télémédecine et surveillance à distance :

- L'intégration de la télémédecine dans l'OHB permet le suivi à distance des patients. Cette innovation peut améliorer l'accessibilité aux traitements, en particulier pour les personnes vivant dans des zones géographiques éloignées, tout en maintenant la surveillance médicale nécessaire.

e. Thérapies combinées avec la médecine régénérative :

- Les tendances futures pourraient voir l'exploration d'approches combinées impliquant l'OHB et la médecine régénérative. La synergie entre les effets curatifs de l'oxygène hyperbare et les thérapies régénératives pourrait ouvrir de nouvelles voies pour traiter des affections complexes.

Domaines potentiels pour des recherches plus approfondies

a. Applications neurologiques :

- La recherche explorant les avantages potentiels de l'OHB dans les troubles neurologiques, tels que la maladie d'Alzheimer et la maladie de Parkinson, est un domaine en évolution. Comprendre l'impact de l'oxygénothérapie sur la régénération neuronale et la fonction cognitive reste un objectif pour les recherches futures.

b. Oncologie et traitement du cancer :

- Le rôle de l'OHB dans le traitement du cancer fait l'objet de recherches en cours. L'étude de son potentiel en tant que traitement d'appoint, notamment pour atténuer les lésions tissulaires induites par les radiations ou améliorer l'efficacité de certains agents chimiothérapeutiques, est prometteuse.

c. Immunomodulation et maladies infectieuses :

- Des recherches plus approfondies sur les effets immunomodulateurs de l'OHB pourraient révéler son potentiel dans la lutte contre les maladies infectieuses et les affections inflammatoires. Comprendre comment l'oxygénothérapie influence les réponses immunitaires peut conduire à de nouvelles stratégies de traitement.

d. Médecine du sport et amélioration de la performance :

- L'exploration de l'application de l'OHB en médecine sportive pour l'amélioration des performances et la récupération des blessures attire de plus en plus l'attention. Les recherches futures pourraient se pencher sur l'optimisation des protocoles de traitement pour les athlètes et sur la compréhension des effets à long terme sur la performance physique.

e. Applications pédiatriques :

- L'étude de l'innocuité et de l'efficacité de l'OHB dans les populations pédiatriques pour diverses affections, notamment les troubles neurologiques et les troubles du développement, est un domaine nécessitant une exploration plus approfondie. Des protocoles et des lignes directrices spécifiques à la pédiatrie pourraient émerger des recherches en cours.

En résumé, l'avenir de l'oxygénothérapie hyperbare est marqué par les progrès technologiques, l'accent mis sur la médecine personnalisée et l'exploration de nouvelles applications dans différents domaines médicaux. Les recherches en cours dans ces domaines pourraient permettre d'affiner les protocoles existants, de découvrir de nouvelles possibilités thérapeutiques et d'améliorer l'efficacité globale de l'OHB en tant qu'intervention médicale précieuse.

CHAPITRE SEPT

Intégrer l'OHB dans les soins de santé

L'intégration de l'oxygénothérapie hyperbare (OHB) dans les soins de santé traditionnels implique des efforts de collaboration avec les professionnels de la santé, pour relever les défis et saisir les opportunités d'améliorer les soins aux patients.

Approches collaboratives avec les professionnels de la santé

a. Équipes multidisciplinaires :

- Une intégration réussie commence par la promotion de la collaboration entre diverses disciplines médicales. La formation d'équipes multidisciplinaires comprenant des spécialistes en médecine hyperbare, des spécialistes du soin des plaies, des chirurgiens et d'autres professionnels de la santé concernés garantit une approche holistique des soins aux patients.

b. Initiatives éducatives :

- Les approches collaboratives impliquent des initiatives éducatives visant à sensibiliser les professionnels de la santé aux avantages et aux applications de l'OHB. Les ateliers, séminaires et programmes de formation continue aident à diffuser les connaissances et à promouvoir une prise de décision éclairée.

c. Protocoles et lignes directrices de traitement :

- L'élaboration de protocoles de traitement et de lignes directrices standardisés pour l'intégration de l'OHB facilite une collaboration transparente. Des protocoles clairs aident les professionnels de la santé à comprendre quand et comment intégrer l'OHB dans les plans complets de soins aux patients.

d. Plateformes de communication :

- Une communication efficace est la clé d'une intégration réussie. La mise en place de plateformes de communication dédiées, telles que des réunions régulières d'examen des cas ou des outils de collaboration numérique, améliore la coordination entre les professionnels de la santé impliqués dans les soins du patient.

e. Collaboration en recherche :

- Encourager les initiatives de recherche collaborative entre les spécialistes de la médecine hyperbare et

les professionnels d'autres spécialités contribue à la base de données probantes soutenant l'OHB. Les collaborations de recherche aident à affiner les protocoles de traitement et à élargir la compréhension de l'efficacité de l'OHB dans diverses conditions médicales.
Défis et opportunités en matière d'adoption

a. Défis:

- Conscience limitée :
L'un des principaux défis est la sensibilisation limitée des professionnels de la santé aux applications potentielles de l'OHB. Relever ce défi nécessite des campagnes éducatives ciblées et des efforts de sensibilisation.

- Barrières financières : le coût des chambres hyperbares et des infrastructures associées peut constituer un obstacle à l'adoption. Aborder les considérations financières et explorer des modèles de rentabilité peuvent améliorer l'intégration de l'OHB dans les établissements de soins de santé.

- Problèmes de normalisation : le manque de protocoles et de lignes directrices standardisés pour certaines conditions peut poser des problèmes. Les efforts de collaboration visant à établir des normes fondées sur des données probantes peuvent résoudre ce problème et apporter des éclaircissements aux praticiens.

- Accès et disponibilité : les disparités géographiques dans l'accès aux installations hyperbares peuvent limiter l'adoption. L'exploration de modèles innovants, tels que l'OHB assistée par télémédecine, pourrait contribuer à combler le fossé et à améliorer l'accessibilité.

b. Opportunités:

- Indications en expansion : alors que la recherche continue de découvrir de nouvelles indications pour l'OHB, il existe des opportunités d'élargir ses applications. Cela inclut l'exploration de son potentiel dans des domaines émergents tels que la neurologie, l'oncologie et la médecine régénérative.

- Avancées technologiques :
Les innovations dans la technologie des chambres hyperbares peuvent présenter des opportunités pour améliorer l'expérience du patient et accroître l'efficacité. Des chambres portables et plus conviviales peuvent améliorer l'accessibilité et l'adoption.

- Modèles de soins collaboratifs : l'intégration de l'OHB dans des modèles de soins collaboratifs, tels que les centres de soins des plaies ou les cliniques spécialisées, offre des opportunités de gestion rationalisée des patients. Cette approche permet de partager l'expertise et les ressources.

- Inclusion dans les directives de traitement : L'inclusion de l'OHB dans les directives de traitement reconnues pour des conditions spécifiques améliore son acceptation parmi les professionnels de la santé. Les efforts de collaboration visant à contribuer et à plaider en faveur de l'inclusion des lignes directrices peuvent favoriser leur adoption.

En conclusion, l'intégration réussie de l'OHB dans les soins de santé nécessite des efforts de collaboration, de l'éducation et la résolution des défis et des opportunités. En favorisant la collaboration entre les professionnels de la santé, en favorisant la sensibilisation et en surmontant les obstacles, le système de santé peut exploiter tout le potentiel de l'oxygénothérapie hyperbare au profit des patients dans un large éventail de conditions médicales.

CHAPITRE HUIT

Points de vue des patients

Comprendre le point de vue des patients fait partie intégrante de la fourniture de soins centrés sur le patient, en particulier dans le contexte de l'oxygénothérapie hyperbare (OHB). La défense et la sensibilisation des patients jouent un rôle clé en permettant aux individus de prendre des décisions éclairées concernant leur parcours de soins de santé.
Plaidoyer et sensibilisation des patients

a. Autonomiser les patients grâce à l'éducation :

- La défense des droits des patients commence par une éducation complète. Informer les patients sur les principes de l'OHB, ses avantages potentiels et ce à quoi s'attendre pendant les séances de traitement favorise un sentiment d'autonomisation. Le matériel pédagogique, notamment les brochures et les ressources en ligne, contribue à une prise de décision éclairée.

b. Consentement éclairé à l'appui :

- Le plaidoyer consiste notamment à garantir que les patients donnent leur consentement éclairé avant de subir une OHB. Cela implique d'expliquer les risques potentiels, les avantages et les options de traitement alternatives, permettant aux patients de prendre des décisions alignées sur leurs valeurs et préférences.

c. Naviguer dans le parcours de traitement :

- Les patients bénéficient souvent d'un plaidoyer tout au long du parcours de traitement. Cela comprend une aide à la planification des rendez-vous, à la coordination avec les prestataires de soins de santé et à la résolution de tout problème logistique. Les navigateurs de patients ou les programmes de soutien peuvent améliorer l'expérience globale.

d. Faciliter la communication :

- Le plaidoyer consiste à faciliter une communication ouverte entre les patients et les prestataires de soins de santé. L'établissement d'un environnement favorable dans lequel les patients se sentent à l'aise pour exprimer leurs préoccupations ou poser des questions contribue à une expérience patient positive.

e. Groupes d'engagement communautaire et de soutien :

- Créer des opportunités permettant aux patients d'entrer en contact avec d'autres personnes qui ont subi ou subissent une OHB peut être inestimable. Les groupes de soutien ou les initiatives d'engagement communautaire fournissent une plate-forme de partage d'expériences, de conseils et de soutien émotionnel.

F. Plaidoyer pour l'accès à l'OHB :

- La défense des patients s'étend à la promotion de l'accès à l'OHB. Les patients peuvent jouer un rôle en plaidant en faveur d'une couverture d'assurance, d'une disponibilité accrue des installations hyperbares et de campagnes de sensibilisation visant à éduquer la communauté au sens large sur les avantages de l'OHB.

g. Partager des histoires de réussite :

- Les récits de patients et les témoignages de réussite sont de puissants outils de plaidoyer. Partager des expériences personnelles avec l'OHB, que ce soit par le biais de témoignages, de blogs ou de médias sociaux, peut inspirer les autres et contribuer à faire connaître cette thérapie.

h. Lutter contre la stigmatisation et les idées fausses :

- Le plaidoyer implique de s'attaquer à toute stigmatisation ou idée fausse associée à l'OHB. Les patients peuvent contribuer à dissiper les mythes et à fournir des informations précises afin de promouvoir une perception plus positive de la thérapie au sein de leur communauté.

je. Participation à la recherche et aux essais cliniques :

- Les patients peuvent s'engager activement dans le plaidoyer en participant à des études de recherche et à des essais cliniques liés à l'OHB. Leur participation apporte des informations précieuses qui font progresser la compréhension scientifique et peuvent conduire à de meilleurs protocoles de traitement.

j. Fournir des commentaires pour une amélioration continue :

- La défense des patients comprend l'offre de commentaires constructifs aux prestataires et aux établissements de soins de santé. Cette contribution permet d'identifier les domaines à améliorer dans la prestation des services d'OHB, garantissant ainsi que l'expérience du patient est continuellement améliorée.

En conclusion, les perspectives des patients sont essentielles au succès de l'oxygénothérapie hyperbare. En plaidant pour l'éducation des patients, en soutenant une prise de décision éclairée et en participant activement au parcours de traitement, les individus contribuent non seulement à leur propre bien-être, mais également à une sensibilisation et une acceptation plus larges de l'OHB au sein de la communauté des soins de santé.

Conclusion

L'oxygénothérapie hyperbare (HBOT) se situe à l'intersection de l'innovation médicale, des soins aux patients et de l'exploration scientifique. Alors que nous concluons notre exploration de ce domaine dynamique, récapitulons les principales conclusions et regardons vers l'avenir de l'oxygénothérapie hyperbare. Récapitulatif des principales conclusions

a. Polyvalence thérapeutique :

- L'OHB a démontré une polyvalence thérapeutique, allant de l'accélération de la cicatrisation des plaies au traitement de conditions telles que l'accident de décompression, l'empoisonnement au monoxyde de carbone et les lésions radiologiques. Sa capacité à améliorer l'apport d'oxygène aux tissus en a fait une intervention précieuse dans diverses disciplines médicales.

b. Évolution historique :

- L'évolution historique de l'OHB, depuis les premières expériences dans les années 1600 jusqu'à sa reconnaissance en tant que domaine médical distinct au 20e siècle, souligne un voyage marqué par l'exploration, la découverte et le raffinement de la technologie. Les guerres mondiales ont joué un rôle central dans la création de caissons hyperbares, outils essentiels dans le traitement des maladies liées à la plongée.

c. Considérations de sécurité :

- Assurer la sécurité des personnes subissant une OHB implique de reconnaître les risques potentiels tels que le barotraumatisme et la toxicité de l'oxygène. Le respect des protocoles de sécurité, le dépistage complet des patients et la surveillance continue sont des éléments essentiels au maintien d'un environnement de traitement sûr.

d. Applications cliniques :

- Des plaies chroniques aux troubles neurologiques, en passant par les applications émergentes en médecine du sport et les utilisations potentielles dans les conditions psychiatriques, les applications cliniques de l'OHB continuent de se développer. Les recherches en cours visent à consolider son efficacité et à découvrir de nouvelles possibilités dans divers domaines médicaux.

e. Points de vue des patients :

- Comprendre le point de vue des patients, favoriser le plaidoyer et la sensibilisation font partie intégrante d'une intégration réussie de l'OHB dans les soins de santé. Les patients jouent un rôle crucial en partageant leurs expériences, en dissipant les mythes et en plaidant pour un accès accru à cette thérapie innovante.

Regard vers l'avenir dans le monde de l'oxygénothérapie hyperbare

a. Avancées et médecine personnalisée :

- L'avenir de l'OHB recèle des promesses de progrès technologiques, de médecine personnalisée et d'intégration de la nanomédecine. L'adaptation des protocoles de traitement aux caractéristiques individuelles des patients et l'exploration des synergies avec les domaines médicaux émergents se profilent à l'horizon.

b. Frontières de la recherche :

- Les recherches en cours approfondiront probablement les applications neurologiques, l'oncologie, l'immunomodulation et la médecine régénérative. Des preuves solides provenant d'études bien conçues contribueront à affiner les lignes directrices en matière de traitement et à élargir le paysage thérapeutique.

c. Intégration dans les soins de santé :

- Les approches collaboratives avec les professionnels de la santé, visant à relever les défis liés à l'adoption et à exploiter les opportunités d'innovation continueront de façonner l'intégration de l'OHB dans les soins de santé traditionnels. Des protocoles standardisés, une sensibilisation accrue et des soins centrés sur le patient seront essentiels à ce processus.

d. Soins centrés sur le patient :

- Le rôle des patients en tant que défenseurs et participants actifs dans leur parcours de soins de santé gagnera en importance. Autonomiser les patients par l'éducation, favoriser les réseaux de soutien et répondre aux problèmes d'accessibilité contribuera à une approche plus centrée sur le patient.

e. Impact mondial :

- À mesure que la prise de conscience se développe et que la recherche progresse, l'impact mondial de l'OHB est susceptible de s'étendre aux régions dont l'accès est historiquement limité. Les efforts visant à combler les écarts d'accès, à réduire les obstacles financiers et à promouvoir la collaboration internationale contribueront à une plus large acceptation.

En conclusion, l'oxygénothérapie hyperbare continue d'évoluer, portée par une histoire riche, des recherches en cours et un engagement à améliorer les résultats pour les patients. L'avenir promet non seulement des progrès en matière de technologie et de recherche, mais également une approche plus intégrée et centrée sur le patient, garantissant que les avantages potentiels de l'OHB se concrétisent dans un large éventail de conditions médicales dans les années à venir.